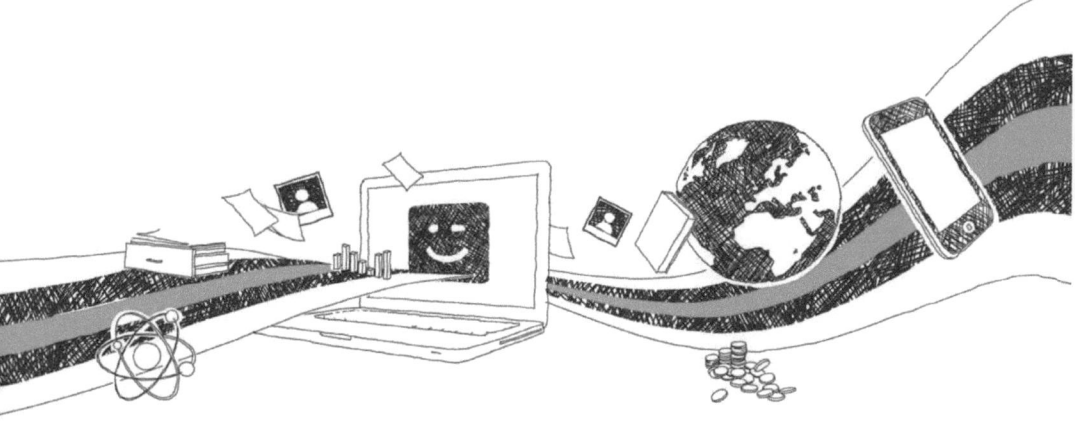
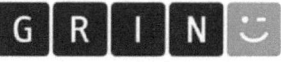

Bibliografische Information der Deutschen Nationalbibliothek:

Die Deutsche Bibliothek verzeichnet diese Publikation in der Deutschen National-bibliografie; detaillierte bibliografische Daten sind im Internet über http://dnb.d-nb.de/ abrufbar.

Impressum:

Copyright © 2016 GRIN Verlag, Open Publishing GmbH
Druck und Bindung: Books on Demand GmbH, Norderstedt Germany
ISBN: 9783668241930

Dieses Buch bei GRIN:

http://www.grin.com/de/e-book/334298/curcuma-longa-von-der-traditionellen-volksmedizin-bis-zu-klinischen-studien

Max Ande

Curcuma longa. Von der traditionellen Volksmedizin bis zu klinischen Studien der modernen Medizin

GRIN Verlag

GRIN - Your knowledge has value

Der GRIN Verlag publiziert seit 1998 wissenschaftliche Arbeiten von Studenten, Hochschullehrern und anderen Akademikern als eBook und gedrucktes Buch. Die Verlagswebsite www.grin.com ist die ideale Plattform zur Veröffentlichung von Hausarbeiten, Abschlussarbeiten, wissenschaftlichen Aufsätzen, Dissertationen und Fachbüchern.

Besuchen Sie uns im Internet:

http://www.grin.com/

http://www.facebook.com/grincom

http://www.twitter.com/grin_com

Curcuma longa: Von der traditionellen Volksmedizin bis zu klinischen Studien der modernen Medizin

Modul: **Modul 7**

Kurs: **Diätetik und Ernährungskonzepte im internationalen Vergleich**

Studienstandort: Berlin

Student/in: Maximilian Ande

Studiengang: Gesundheitswissenschaften

Semester: 2

Abgabe am: 14.03.2016

Inhalt

Abkürzungsverzeichnis

ADA-Richtlinien	*American Diabetes Association-Richtlinien*
AMPK	*AMP-aktivierte Proteinkinase*
AP-1	*ein Aktivatorprotein*
ATP	*Adenosintriphosphat*
B16F10	*Mäusehautmelanomzelllinie*
BDFN	*Brain-derived neurotrophic factor*
BRCA	ein *Brustkrebsgen das Menschen zur Entwicklung von Brust-, Eierstock- und anderen Krebsarten prädisponiert*
CFTR	*Cystic Fibrosis Transmembrane Conductance Regulator*
C-Peptid	*Connecting Peptid*
ELAM-1	*endotheliales Leukozytenadhäsionsmoleküle*
FGF	*angiogenetischer Faktor*
FRAS	*Free Radical Analytical System*
HOMA-IR	*Homeostasis Model Assessment-Insulin Resistance*
HOMA-β	*Homeostasis Model Assessment-of β-cell funktion*
HUVEC	*Human Umbilical Vein Endothelial Cells*
HeLa	*eine menschliche Gebärmutterhalskrebszelllinie*

ICAM-1	*interzelluläre Adhäsionsmoleküle*
IkB	*ein inhibitorisches Protein*
J-KOM	*Japanese Knee Osteoarthritis Measure*
JOA	*Japanese Orthopaedic Association*
LDH	*Lactatdehydrogenase*
ML1A	eine menschliche Melatoninrezeptor-1A-Zelllinie
MBT-2	*Mäuseblasenkarzinomzelllinie*
MCF7	*eine Brustkarzinomzelllinie*
MDA-MB-231	*eine menschliche Brustepitheladenokarzinomzelllinie*
mM	*Millimol*
MMP	*matrix metallopeptidase*
MMP9	*matrix metallopeptidase 9*
NF-κB	*nuclear-factor-kappa-light-chain-enhancer von aktiven B-Zellen*
NIH/3T3	*aus Mäusen gewonnene Fibroblastenzelllinie*
PC3	*eine menschliche Prostatakrebszelllinie*
RAW264.7	*durch Mäuseleukämie induzierte Makrophagentumore*
SK Hep-1	*eine menschliche Leberendothelkrebszelllinie*
TGF	*transformierender Wachstumsfaktor*
TNF	*Tumornekrosefaktor*

UMUC	eine *Menschenblasentumorzelllinie*
U266	*eine menschliche Multiple Myelom Zelllinie*
U932	*eine menschliche histiozytäre Lymphomzelllinie*
VAS	*Visuelle Analogskala*
VCAM-1	*vaskuläre Adhäsionsmoleküle*
VEGF	*Vascular endothelial growth factor*
Wistar-MS	*eine gängige Laborrattenart*
µM	*Mikrometer*

1. Einleitung

Wie es bei vielen Gewürzen und Lebensmitteln heutzutage der Fall ist, so neigen auch im Fall des Kurkumagewürzes Teile der Bevölkerung in Deutschland und anderen westlichen Industrienationen dazu, sich auf dessen objektiv betrachtet als oberflächlich einzustufende gewichtsreduzierende Wirkung zu fokussieren.[1, 2]

Im Folgenden soll sich der Kurkumapflanze beziehungsweise der Kurkumawurzel und der daraus entstehenden Thematik jedoch fernab von Oberflächlichkeiten auf der Basis von wissenschaftlichen Erkenntnissen genährt werden.

Die Kurkumapflanze, dessen botanischer Name *Curcuma longa* lautet und die der Familie der *Zingiberaceae* (Ingwergewächse) zuzuordnen ist, wird auch als *Goldenes Gewürz* oder *Das Gewürz des Lebens* bezeichnet.[3, 4]

In Indien gilt diese Pflanze seit über 4000 Jahren als heilig und spielt auch im soziokulturellen Leben der Bewohner des Subkontinents eine wichtige Rolle.[5]

Auch in China wird mit dem aus der Wurzel der Pflanze gewonnen Gewürz eine seit langem bestehende traditionelle Verwendung in Verbindung gebracht.[6]

Im 14. Jahrhundert n. Chr. brachten europäische Forschungsreisende das Gewürz von Asien nach Europa, wodurch sich dessen Verwendung auch auf diesem Kontinent etablierte.[7]

Durch die vermehrte Aufmerksamkeit, die in jüngster Zeit dem komplementärmedizinischen Sektor zu Teil wird, steigt auch das Interesse der westlichen Medizin an altertümlichen Heilmitteln wie der Kurkumapflanze. Forscher haben das Potenzial des in der Kurkumawurzel enthalten Polyphenols Curcumin erkannt.[8]

Im Zuge dessen wurden in den vergangenen 30 Jahren mehr als 3000 Publikationen veröffentlicht, die sich mit der Wirkungsweise und den daraus resultierenden Einsatzmöglichkeiten von Kurkuma beschäftigen.[9]

In dieser Arbeit soll nun näher auf die traditionelle Verwendung dieses Gewürzes sowie dessen Wahrnehmung durch die Moderne Medizin eingegangen werden. Um einen

---

[1] Vgl. Neosmart Consulting AG 2016

[2] Vgl. Kleine-Vogelpoth 2016

[3] Vgl. Köhler 1887, S. 1 ff.

[4] Vgl. Ravindran et al. 2007, S. 1

[5] Vgl. ebd., S. 5

[6] Vgl. Ammon & Wahl 1991, S. 1 ff.

[7] Vgl. Aggarwal et al. 2007, S. 1 ff.

[8] Vgl. Chempakam & Parthasarathy 2008, S. 97

[9] Vgl. Prasad & Aggarwal 2011, S. 263 f.

nachvollziehbaren Überblick über die Forschungsarbeit mit dem aus der Kurkumawurzel isolierten Curcumin zu gewährleisten, werden zunächst die Daten verschiedener *in vitro* und *in vivo* Studien vorgestellt, die an Tieren beziehungsweise tierischen Zellkulturen oder den Organen von Tieren durchgeführt wurden. Im Anschluss soll von diesen Studien auf die am Menschen durchgeführten klinischen Studien übergeleitet werden. Es soll darüber hinaus überprüft werden inwieweit sich die aus den wissenschaftlichen Studien resultierenden Erkenntnisse mit dem traditionellen Wissen der Volksmedizin bezüglich der Einsatzgebiete decken oder unterscheiden.

2. Inhaltsstoffe

Curcuma longa enthält Curcuminoide und ätherische Öle. Der Gehalt an ätherischen Ölen beträgt durchschnittlich drei bis fünf Prozent. Die Sesquiterpenketone *α-Tumeron, β-Tumeron, ar-Tumeron*, *Atlanton* und *Curlon*, machen etwa 60 Prozent der Gesamtkonzentration an ätherischen Ölen aus. Ergänzt wird diese Gesamtkonzentration durch circa 25 Prozent *Zinigberen* sowie *Sabinen, α-Phellandren, Borneol, Cineol, Pinen* und *Camphen*. Die für die Pharmazie interessanten Hauptkomponenten bilden mit drei bis acht Prozent *Bisdesmethoxycurcumin, Desmethoxycurcumin* und *Curcumin*. Des Weiteren sind in *Curcuma longa* 30 bis 40 Prozent Stärke enthalten.[10]

3. Traditionelle Verwendung

Die Traditionelle Anwendung von Kurkuma in der Volksmedizin wird in verschiedenen Teilen der Erde seit mehreren Jahrhunderten praktiziert. Seit mehr als 4000 Jahren findet Kurkuma Anwendung im von den Veden geprägten Medizinsystem des Ayurveda. In China wird die Verwendung des Gewürzes erstmals um 700 n. Chr. erwähnt. Von 700 n. Chr. bis 1200 n. Chr. etabliert sich die Verwendung von Kurkuma von Ostafrika über Westafrika auch auf Jamaika.[11]

Im Jahr 1280 beschreibt der venezianische Händler Marco Polo die Eigenschaften von Kurkuma als die dem Safran ähnlich, weshalb das Kurkumagewürz im mittelalterlichen Europa auch als *Indischer Safran* bezeichnet wird.[12]

---

[10] Vgl. Li et al. 2011, S. 28 ff.

[11] Vgl. Prasad & Aggarwal 2011, S. 263 ff.

[12] Vgl. ebd., S. 263 ff.

Um *Curcuma longa* für die weitere medizinische Verwendung nutzbar zu machen, werden die Wurzeln der Pflanze nach einem traditionellen Verfahren bearbeitet. Hierzu werden die Rhizome der Pflanze in Tongefäßen gesammelt und mit Blättern und Kuhdung bedeckt, um eine Reaktion der Wurzelstöcke mit dem im Kuhdung enthaltenen Ammoniak herbeizuführen. Aus hygienischen Gründen wird heutzutage in den meisten Regionen Indiens von diesem Verfahren abgesehen.[13]

Heutzutage werden die Wurzelstöcke in einer *Sodium-Bicarbonat-Lösung* für 45 Minuten gekocht und anschließend in der Sonne getrocknet, wodurch die bearbeiteten Rhizome am Ende des Prozesses eine gleichmäßige Färbung und einen Feuchtigkeitsgehalt von circa 10 Prozent aufweisen.[14]

Im Ayurveda wird Kurkuma unter anderem als Bestandteil einer Paste zur Heilung von Augeninfektionen, Verbrennungen, Akne, Bissen, Stichen, Zahnerkrankungen, Hautkrankheiten und zur generellen Unterstützung der Wundheilung verwendet.[15, 16] Weitere Indikationen für die Behandlung mit Kurkuma im Ayurveda sind Meteorismus, Wurminfektionen, Menstruationsbeschwerden, Gallensteine, Arthritis und die Linderung von durch Tetrahydrocannabinol und anderen Halluzinogenen ausgelösten Wahnvorstellungen.[17, 18]

Der Ayurveda geht davon aus, dass Kurkuma allgemein stärkend auf den gesamten Organismus wirkt, weshalb sich das Gewürz auch zur Behandlung von Erschöpfungszuständen eignet.[19]

Ähnlich wie im Ayurveda wird Kurkuma auch in Afghanistan und Pakistan zur Unterstützung der Wundheilung und bei Verstimmungen des Gastrointestinaltrakts eingesetzt.[20]

Neben den durch die Veden überlieferten Anwendungsmöglichkeiten im Ayurveda, wird Kurkuma von der indischen Bevölkerung auch zur Reinigung des Blutes eingesetzt.[21]

In Nordindien wird Frauen post partum ein mit heißer Milch vermischtes Stärkungsmittel aus Kurkumapaste, Ingwerwurzelpulver und Honig verschrieben, das zweimal täglich zu trinken ist. Um durch die Geburt verursachte Verletzungen im Bereich des Geburtskanals

---

[13] Vgl. ebd., S. 263 ff.

[14] Vgl. ebd., S. 263 ff.

[15] Vgl. Thakur et al. 1989, S. 24 ff.

[16] Vgl. Tilak et al. 2004, S. 798 ff.

[17] Vgl. Prasad & Aggarwal 2011, S. 263 ff.

[18] Vgl. Tilak et al. 2004, S. 798 ff.

[19] Vgl. Prasad & Aggarwal 2011, S. 263 ff.

[20] Vgl. ebd., S. 263 ff.

[21] Vgl. ebd., S. 263 ff.

zu behandeln, wird ein mit Kurkumapaste versetzter Wickel am Perineum der Patienten angelegt.[22]

Um Husten und andere Atemwegserkrankungen zu behandeln, wird in der traditionellen indischen Medizin Kurkumapulver mit gekochter Milch eingenommen. Zur Behandlung von Dysenterie bei Kindern wird in der indischen Volksmedizin ein Getränk aus gekochter Milch und geröstetem Kurkumapulver verabreicht.[23]

4. Antiphlogistische und antioxidative Wirkungen

Viele der dem Curcumin zugeschriebenen Wirkungen werden mit der Beseitigung von akuten und chronischen Entzündungen in Verbindung gebracht.[24]

In vitro Studien zeigen, dass Curcumin die Aktivität von Cyclooxygenase sowie Lipoxygenase in entzündlichen Fibroblasten von Mäusen hemmt.[25]

Bei Untersuchungen der *NIH/3T3* Fibroblastenzelllinie konnte eine Hemmung der Xanthineoxygenase durch Curcumin beobachtet werden.[26]

In *RAW264.7* Makrophagen hemmt Curcumin die Produktion von Nitricoxiden.[27, 28] Curcumin hemmt des Weiteren die Produktion des von proinflammatorischen Makrophagen abgeleiteten Zytokins in durch Lipopolysaccharid und Phorbol-12-myristat-13-acetat stimulierten peripheren Blutmonozyten und alveolären Makrophagen.[29]

Bei den beschriebenen Enzymen (Proteinen) und chemischen Verbindungen handelt es sich um Stoffe, die das Auftreten von Entzündungserscheinungen entweder direkt verursachen oder begünstigen. Bezogen auf den antioxidativen Effekt von Curcumin, lässt sich bei den in menschlichen Gehirnmembranen situierten Guanosintriphosphatbindenden Proteinen eine abnehmende Empfindlichkeit gegenüber dem schädlichen Einfluss von metabolischen Prooxidantien, Homocystein und Hydrogenperoxid beobachten.[30]

---

[22] Vgl. Pandeya 2005

[23] Vgl. Thakur et al. 1989, S. 24 ff.

[24] Vgl. Shishodia et al. 2005, S. 206 ff.

[25] Vgl. Huang et al. 1991, S. 5292 ff.

[26] Vgl. Lin & Shih 1994, S. 1717 ff.

[27] Vgl. Brouet & Ohshima 1994, S. 533 ff.

[28] Vgl. Sreejayan & Rao 1997, S. 105 ff.

[29] Vgl. Abe et al. 1999, S. 41 ff.

[30] Vgl. Jefremov et al. 2007, S. 449 ff.

Durch den Einsatz von Curcumin in den Lebermikrosomen von Ratten konnte eine Hemmung der oxidativen Degradation von Lipiden beobachtet werden.[31] Beim Einsatz von Curcumin in Rattenhirnen, die einem Zellaufschlussverfahren mittels Homogenisierung unterzogen wurden, wies das Curcumin ein höheres antioxidatives Potential als Vitamin E auf.[32]

Auch *in vivo* Studien belegen einen inhibitorischen Effekt von Curcumin auf Entzündungsprozesse. Curcumin hemmt durch Carrageenan verursachte Entzündungen[33, 34] und vermindert durch Optimierung der *CFTR*-Proteinproduktion bei durch Cyclophosphamid induzierter Lungeninsuffizienz die Intensität der bestehenden Symptomatik.[35]

Bei Versuchen mit Ratten konnte Curcumin eine dem Phenylbutazon, bei dem es sich um ein gängiges Antiphlogistika handelt, ähnliche Wirkung nachgewiesen werden. Im Gegensatz zu Phenylbutazon konnte beim Einsatz von Curcumin kein erhöhtes Leukopenierisiko nachgewiesen werden.[36]

Bei Ratten mit durch Cyclophosphamid induzierter Lungeninsuffizienz konnte durch eine siebentägige Therapie mit Curcumin eine Steigerung der antioxidativen Abwehrmechanismen erwirkt werden.[37]

Bei lokaler Anwendung von Curcumin in Mäuseohren, deren Epidermis durch Arachidonsäure geschädigt wurde, konnte ein Rückgang der entzündlichen Prozesse beobachtet werden.[38]

Somit lässt sich festhalten, dass das in der Curcumawurzel enthaltene Curcumin bei unterschiedlichen Fehlregulationen und Krankheiten, die aetheologisch auf Oxidations- und Entzündungsprozesse zurückzuführen sind, positives Wirkungspotenzial besitzt.

---

[31] Vgl. Reddy & Lokesh 1992, S. 117 ff.
[32] Vgl. Sreejayan & Rao 1994, S. 1013 ff.
[33] Vgl. Srimal & Dhawan 1973, S. 447 ff.
[34] Vgl. Reddy & Lokesh 1994, S. 349 ff.
[35] Vgl. Venkatesan & Chandrakasan 1995, S. 79 ff.
[36] Vgl. Srimal & Dhawan 1973, S. 447 ff.
[37] Vgl. Venkatesan & Chandrakasan 1995, S. 79 ff.
[38] Vgl. Huang et al. 1991, S. 813 ff.

5. Hepatoprotektive Wirkungen

Bei der Behandlung von Schmerzzuständen mit dem Analgetikum Paracetamol kann es bei Überdosierung oder Überempfindlichkeit gegenüber diesem Arzneimittel zu Gewebenekrosen in der Leber kommen.[39]

Dieses pathologische Phänomen kann im Blutbild durch erhöhte Leberenzymwerte und gesteigerte LDH-Aktivität nachgewiesen werden. Paracetamol führt des Weiteren auch zu einer Abnahme des Gesamtproteingehalts im Blutplasma bei gleichzeitiger Erhöhung des Bilirubinspiegels.[40]

Bei einer an Ratten durchgeführten *in vivo* Studie konnten hepatoprotektive Effekte von Curcumin im Zusammenhang mit der Verabreichung von Paracetamol beobachtet werden. Durch die Ernährung der Ratten mit curcuminhaltigem Futter konnte die Auftretenswahrscheinlichkeit von Gewebenekrosen in der Leber gesenkt werden.[41]

Bei einer anderen an Ratten durchgeführten *in vivo* Studie konnte dieser hepatoprotektive Effekt auch im Zusammenhang mit durch Arsen provozierten Gewebenekrosen der Leber nachgewiesen werden.[42]

Auch bei toxischen Prozessen, die ätiologisch in einer zu hohen Eisenkonzentration in den Epithelzellen der Leber begründet sind, konnte durch die Verabreichung von Curcumin eine hemmende Wirkung auf diese Prozesse in einer an Ratten durchgeführten *in vivo* Studie beobachtet werden.[43]

6. Wirkmechanismen im Gehirn

Bei Untersuchungen von Schädel-Hirn-Traumata im Zusammenhang mit Curcumin konnte diesbezüglich therapeutisches Potential nachgewiesen werden. Nach einem Schädel-Hirn-Trauma leiden Patienten üblicherweise an Symptomen wie Müdigkeit und Abgeschlagenheit. Im Zuge dieser Energiekrise kommt es zu einer negativen Beeinflussung der kognitiven Fähigkeiten.[44]

In einer an Ratten durchgeführten *in vivo* Studie sollte in Erfahrung gebracht werden, inwieweit Curcumin auf molekulare Gleichgewichtsprozesse des Energiehaushalts im

---

[39] Vgl. Könneker 1999

[40] Vgl. Thapa & Walia 2007, S. 663 ff.

[41] Vgl. Yousef et al. 2010, S. 3246 ff.

[42] Vgl. Yousef et al. 2008, S. 3506 ff.

[43] Vgl. Messner et al. 2008, S. 63 ff.

[44] Vgl. Hsieh et al. 2012, S. 408 ff.

Gehirn wirkt. Um dies zu überprüfen wurden bei den Ratten leichte Hirntraumata provoziert. Die Ratten wurden in zwei Gruppen aufgeteilt, von denen eine Gruppe mit curcuminhaltigem Futter ernährt wurde. Bei dieser Gruppe konnte im Gegensatz zu der nicht mit Curcuminfutter ernährten Gruppe eine Erhöhung der *AMP-aktivierten Proteinkinase*-Konzentration *AMPK* nachgewiesen werden. Dieses Enzym verhindert intrazellulären *ATP-Mangel* und verringert somit den durch Schädel-Hirntraumata entstehenden Energiemangel im Gehirn.[45, 46]

Curcumin scheint darüber hinaus auch antidepressives Potential zu besitzen. In einer *in vivo* Studie wurde Ratten mit einem erhöhten Corticosteronspiegel Curcumin verabreicht. Ein erhöhter Corticosteronspiegel steigert das Stressempfinden und führt so zum vermehrten Auftreten von depressiven Verhaltensweisen bei den Ratten. Durch die orale Curcumingabe konnte die Auftrittsrate depressiver Verhaltensweisen bei den Ratten gesenkt werden. Diese antidepressive Wirkung steht wohl im Zusammenhang mit einem das Wachstumsfaktorprotein *BDNF* beeinflussenden Effekt, da Dysbalancen in der Konzentration dieses Proteins Depressionen begünstigen.[47, 48]

7. Präventives und therapeutisches Potenzial in der Krebsforschung

Curcumin besitzt bezogen auf Krebserkrankungen sowohl blockierendes als auch unterdrückendes Potential, indem es den Ausbreitungsprozess vom intrazellulären Raum über den interstitiellen Bereich bis hin zu morphologischen Zell- und Organveränderungen stört.[49]

Verschiedene Tierstudien zeigen, dass Curcumin einen dosisabhängigen chemoprotektiven Effekt auf die Karzinogense in Dickdarm, Zwölffingerdarm, Magen, Speiseröhre und der Mundregion hat.[50] Curcumin führt bei durch polycyclische aromatische Kohlenwasserstoffe ausgelösten Tumorerkrankungen zu einer Verminderung der Tumormasse.[51, 52, 53]

---

[45] Vgl. Sharma et al. 2009, S. 1037 ff.

[46] Vgl. Hardie & Carling 1997, S. 259 ff.

[47] Vgl. Huanga et al. 2011, S. 145 ff.

[48] Vgl. Brunoni et al. 2008, S. 1169 ff.

[49] Vgl. Duvoix et al. 2005, S. 181 ff.

[50] Vgl. Maheshwari et al. 2006, S. 2081 ff.

[51] Vgl. Singh et al., 1998, S. 1357 ff.

[52] Vgl. Deshpande et al. 1997, S. 79 ff.

Der aus der Kurkumawurzel gewonnene Farbstoff behindert die Tumorentwicklung auf mit Phorbolestern behandelter Mäusehaut.[54]

Curcumin reduziert nicht nur die Anzahl der Tumore pro Maus und den prozentualen Anteil an Mäusen, die eine Tumorerkrankung entwickelten, sondern auch das Volumen von bestehenden Tumoren im Intestinum und dem Vormagen.[55]

Weitere Studien zeigen, dass Curcumin eine durch Methylnitronitrosoguanidin verursachte Krebsentwicklung in Rattenmägen hemmt[56] und bei einer durch N-nitrosomethylbenzylamin verursachten Karzinogenese in den Speiseröhren von Ratten die Anzahl der entstehenden Tumore begrenzen kann.[57]

Im Sinne der Diätetik eingesetztes Curcumin unterdrückt durch Azoxymethan induzierte präneoplastischer Läsionen sowie die Auftretenshäufigkeit und Vermehrung von Dickdarmtumoren signifikant.[58] In einer Studie, bei der die Mäuseblasentumorzelllinie MBT-2 sowie der Menschenblasentumorzelllinie UMUC untersucht wurden, konnte Curcumin effektiv als zytotoxischer Wirkstoff eingesetzt werden.[59]

In zwei seperaten Studien wurden weibliche Wistar-MS Ratten am zwanzigsten Tag der Schwangerschaft einer Ganzkörperbestrahlung unterzogen. Den weiblichen Wistar-MS Ratten wurde im Anschluss ein Diethylstilbestrol-Pellet implantiert, das sich nach einem Monat kontinuierlicher Wirkstoffabgabe aufgelöst hatte, um die Bildung von Mammakarzinomen zu stören. In der ersten Studie wurde den Ratten nach der Säugephase ein Diätetikum mit einem Prozent Curcumin Gehalt über zwölf Monate hinweg gefüttert. Während einem Jahr entwickelten nur 28 Prozent der weiblichen Wistar-MS Ratten Mammakarzinome. Bei den Ratten der Kontrollgruppe, denen kein Curcumin verabreicht wurde, entwickelten 84,6 Prozent Mammakarzinome.[60]

In der zweiten Studie, die von den gleichen Forschern initiiert wurde, wurde den weiblichen Wistar-MS Ratten das Curcumin enthaltende Diätetikum nur während dem elften Tag der Schwangerschaft bis zur Geburt gefüttert. Auch hier entwickelten in der mit dem Curcumindiätetikum gefütterten Gruppe nur 18,5 Prozent Mammakarzinome und 70,3 Prozent in der Kontrollgruppe.[61]

---

[53] Vgl. Azuine & Bhide 1992, S. 77 ff.

[54] Vgl. Huang et al. 1988, S. 5941 ff.

[55] Vgl. Huang et al. 1994, S. 5841 ff.

[56] Vgl. Ikezaki et al. 2001, S. 3407 ff.

[57] Vgl. Ushida et al. 2000, S. 893 ff.

[58] Vgl. Rao et al. 1993, S. 2219 ff.

[59] Vgl. Sindhwani et al. 2001, S. 1498 ff.

[60] Vgl. Inano et al. 1999, S. 1011 ff.

[61] Vgl. Inano et al. 2000, S. 1835 ff.

Curcumin hat des Weiteren auch das Potential Tumorzellen empfänglicher für das erfolgreiche Wirken von chemotherapeutischen Maßnahmen zu machen. So kann es die Wirkung von Antineoplastika, die unter anderem gegen durch Tumorzellen entstehende Gewebewucherung eingesetzt werden, verstärken. Kaskaden, die zu Behandlungsresistenzen führen, kann es gleichermaßen behindern.[62]

In vitro konnte eine Hemmung der *Fanconi-Anämie-BRCA-Kaskade* in Eierstocktumorzelllinien und *MCF7*-Brusttumorzelllinien durch die Gabe von Curcumin beobachtet werden. Die *Fanconi-Anämie-BRCA-Kaskade* ist eine *DNS-Reparatur-Kaskade* von Tumorzellen, die *Cisplatin-Querverbindungen* abbaut und so das Wirken von platinbasierten Chemotherapeutika erschwert. Somit führt Curcumin zu einer besseren Wirksamkeit von platinbasierten Chemotherpeutika.[63, 64] Auch bei den Chemotherpeutika Doxorubicin[65], Tamoxifen[66], Camptothecin, Daunorubicin, Vincristine und Melphalan[67], führte eine kombinierte Therapie mit Curcumin zu einer Verbesserung der Behandlungserfolge.

Auch in Bezug auf Prostatakrebszellen kam eine Studie, in der das Zusammenwirken von Curcumin und gängigen Chemotherapeutika untersucht wurde, zu dem Ergebnis, dass Curcumin zu einer Verstärkung der Wirkung der verwendeten Chemotherapeutika führt.[68] Bei Untersuchungen der menschlichen Multiple Myelom Zelllinie *U266* im Zusammenhang mit dem Chemotherapeutikum Vincristin konnte die eher geringe Wirkintensität des Mittels, bezogen auf die entstehende Zytotoxizität von zehn Prozent, auf über 70 Prozent gesteigert werden.[69]

Die additive Gabe von 5 µM Curcumin vor dem konventionellen Therapiebeginn verringerte bei Forschungen an der Gebärmutterhalskrebszelllinie *HeLa* die zur Herbeiführung des Zelltods nötige Konzentration des Chemotherapeutikums Paclitaxel in erheblichem Maße.[70]

Bezogen auf die Beeinflussung von extrazellulärer Strahlung besitzt Curcumin bei normalen Zellen eine Schutzwirkung, die das Auftreten von pathologischen Zellveränderungen vermindert und des Weiteren eine sensibilisierende Wirkung, die

---

[62] Vgl. Garg et al. 2005, S. 1630 ff.

[63] Vgl. Chirnomas et al. 2006, S. 952 ff.

[64] Vgl. Bharti et al. 2003, S. 1053 ff.

[65] Vgl. Harbottle et al. 2001, S. 777 ff.

[66] Vgl. Verma et al. 1998, S. 807 ff.

[67] Vgl. Bharti et al. 2003, S. 1053 ff.

[68] Vgl. Hour et al. 2002, S. 211 ff.

[69] Vgl. Bharti et al. 2003, S. 1053 ff.

[70] Vgl. Bava et al. 2005, S. 6301 ff.

pathologische Zellwucherungen wie Karzinome besser auf Strahlentherapien reagieren lässt.[71]

Die Gabe von Curcumin in Konzentrationen von 2 µM und 4 µM bei gleichzeitiger Durchführung einer Strahlentherapie verbesserte die durch die Strahlentherapie induzierte Hemmung Zellteilung und erhöhte auch die Apoptosewirkung dieses Mittels bei Versuchen mit der Prostatakrebszelllinie *PC3*.[72]

Aus der gleichen Studie lässt sich auch eine signifikante Erhöhung der Cytochrom C Aktivität bei gleichzeitiger Erhöhung der *Caspase-9-Enzym-Konzentration*, die bei der Induktion des Zelltods eine entscheidende Rolle spielt, ableiten. Diese Entwicklungen lassen eine stärkere Signalweiterleitung auf dem mitochondrialen Weg in der Therapie der *PC3* Prostatakrebszelllinie erkennen.[73]

Bezogen auf die Tumormikroumgebung, beziehungsweise das Tumormikromilieu, stellt die Angiogenese einen elementaren Prozess dar. Angiogenese ist ein Prozess, bei dem aus bestehenden Blutgefäßen neue Blutgefäße gebildet werden. Somit ist die Angiogenese maßgeblich an Reproduktion- und Entwicklungsprozessen im Körper sowie der Wundregeneration beteiligt.[74]

Tumorwachstum und Metastasenbildung sind aufgrund der erhöhten Stoffwechselaktivität in Tumorzellen von der Bildung neuer Blutgefäße abhängig. Durch die Bildung neuer Blutgefäße ist es tumorösen Zellverbänden darüber hinaus möglich, über den Blutweg morphologische Veränderungen in gesunden Zellverbänden herbeizuführen.[75]

Durch die Gabe von Curcumin scheinen einige an der Angiogenese beteiligte Prozesse gestört zu werden.[76]

So zeigen Studien, dass Curcumin die durch den Fibroblastenwachstumsfaktor *FGF* induzierte Neovaskularisation hemmt.[77, 78, 79]

Die Produktion vaskulärer endothelialer Wachstumsfaktoren *VEGF*, Angiopoetin 1 und Angiopoetin 2, die an Koordinationsprozessen der Angiogenese beteiligt sind, konnten bei Versuchen mit *Ehrlich-Aszites-Tumorzellen* durch Curcumin gehemmt werden.[80]

---

[71] Vgl. Jagetia 2007, S. 301 ff.

[72] Vgl. Chendil et al. 2004, S. 1599 ff.

[73] Vgl. ebd., S. 1599 ff.

[74] Vgl. Folkman & Shing 1992, S. 10931 ff.

[75] Vgl. ebd., S. 10931 ff.

[76] Vgl. Arbiser et al. 1998, S. 376 ff.

[77] Vgl. ebd., S. 376 ff.

[78] Vgl. Mohan et al. 2000, S. 10405 ff.

[79] Vgl. Gururaj et al. 2002, S. 934 ff.

[80] Vgl. ebd., S. 934 ff.

Bei weiteren Untersuchungen im Rahmen der gleichen Studie konnte beim Einsatz von Curcumin *in vitro* eine hemmende Wirkung auf die an der Angiogenese beteiligten *Kinase-Insert-Domain Rezeptoren* in menschlichen Nabelschnurendothelvenen *HUVEC* nachgewiesen werden.[81]

Weitere die Angiogenese und Metastasierung von Karzinomen beeinflussende Prozesse können mit der funktionsmodulierenden Wirkung, die Curcumin auf die Wechselwirkungen zwischen Zellen und Interstitum ausübt, in Verbindung gebracht werden.[82]

So reguliert Curcumin unter anderem intrazelluläre Adhäsionsmoleküle wie *ICAM-1*, vaskuläre Adhäsionsmoleküle wie *VCAM-1* und endotheliale Leukozytenadhäsionsmoleküle wie *ELAM-1*, was eine Beeinflussung der proteinsensibilisierten Zellhülle bedeutet.[83]

In einer anderen Studie konnte eine gänzliche Blockierung von Monozyten an Endothelzellen beobachtet werden.[84]

Curcumin hemmt die Wirkung von an extrazellulären *ECM-Matrix-Modulierungen* beteiligten Proteasen. Die durch Curcumin beeinflusste Urokinase bei der es sich um eine solche Protease handelt, wirkt sich auf die Migration von Endothelzellen aus, indem es verschiedene angiogene Faktoren wie basisches *FGF*, umwandelnde Wachstumsfaktoren *TGF* und *TNF*, sowie hepatozytische Wachstumsfaktoren und vaskuläre endotheliale Wachstumsfaktoren reguliert.[85]

Die Anwendung von Curcumin führt auch zu einer Modulierung von Metallopeptidasen, bei denen es sich um Enzyme handelt, die die Migration und Zellhaftung von Endothelzellen.[86]

Auch bei Untersuchungen der hoch invasiven *SK Hep-1-Zelllinie* modulierte Curcumin die Invasion und Migration indem es die Wirkung der *MMP9-Sekretion* hemmte.[87]

In vivo hemmte Curcumin den Metastasierungsprozess von *B16F10-Melanomzellen* in Mäusen[88], was wahrscheinlich mit der bereits beschriebenen Modulierung beziehungsweise Hemmung von Metallopeptidasen in Verbindung steht.[89]

---

[81] Vgl. ebd., S. 934 ff.

[82] Vgl. Bhandarkar & Arbiser 2007, S. 185 ff.

[83] Vgl. ebd., S. 185 ff.

[84] Vgl. Thaloor et al. 1998, S. 305 ff.

[85] Vgl. Bhandarkar & Arbiser 2007, S. 185 ff.

[86] Vgl. Stetler-Stevenson 1999, S. 1237 ff.

[87] Vgl. Lin et al. 1998, S. 349 ff.

[88] Vgl. Menon et al. 1995, S. 159 ff.

[89] Vgl. ebd., S. 159 ff.

8. Beeinflussung des NF-κB Transkriptionsfaktors

Dem *NF-κB* Transkriptionsfaktor wird bei der Gentransferierung, den sogenannten Signaltransduktionskaskaden, die bei verschiedenen Krebserkrankungen sowie akuten und chronischen Entzündungen weitergeleitet werden, eine tragende Rolle zuteil.[90, 91, 92, 93] *NF-kB-Proteine* befinden sich im Zellplasma in einem inaktiven Zustand. Bei Aktivierung werden die *NF-kB-Proteine* in den Zellkern transloziert. Zur Durchführung dieses Transferierungsprozesses werden Kinasen mobilisiert und der *NF-κB* Hemmer *IkB* wird im Zytoplasma abgebaut und phosphoryliert.[94]

Durch den Einsatz von Curcumin konnte bei Untersuchungen der menschlichen *ML1A-Zelllinie* eine Hemmung von *TNF* abhängigen *NF-κB* Aktivatoren beobachtet werden.[95]

Auch bezüglich anderer Aktivatoren wie Phorbolester und Wasserstoffperoxid, die das Wirken des *NF-κB* Transkriptionsfaktors induzieren, konnte im Zusammenhang mit Curcumin eine Hemmung dieser Prozesse beobachtet werden. Curcumin führt also zu keiner chemischen Veränderung des NF-κB Transkriptionsfaktors selbst, jedoch kommt es zu einer Beeinflussung von drei Stoffen, die unter anderem zu dessen Aktivierung notwendig sind. *TNF*, Phorbolester und Wasserstoffperoxid produzieren reaktive Sauerstoffzwischenprodukte, weshalb die Vermutung nahe liegt, dass Curcumin genau diese Zwischenprodukte löscht.[96]

Bei Untersuchungen der Brustkrebszelllinie *MDA-MB-231* konnte durch die indirekte Hemmung des *NF-κB* Transkriptionsfaktors ein die Metastasierung behindernder Effekt beobachtet werden.[97]

In einer Konzentration von 25 *mM* konnte Curcumin die Lebensfähigkeit sowie die Apoptose, deren Begriffserläuterung im weiteren Verlauf dieser Arbeit thematisiert wird, in *MDA-MB-231-Zellen* reduzieren, indem es den beschriebenen Aktivierungsweg, der zur Aktivierung des *NF-κB* Transkriptionsfaktors durchlaufen werden muss, blockierte.[98]

---

[90] Vgl. Siebenlist et al. 1994, S. 405 ff.

[91] Vgl. Baeuerle & Henkel 1994, S. 141 ff.

[92] Vgl. Barnes & Karin 1997, S. 1066 ff.

[93] Vgl. Amit & Ben-Neriah 2003, S. 15 ff.

[94] Vgl. Jobin et al. 1999, S. 3474 ff.

[95] Vgl. Singh & Aggarwal 1995, S. 24995 ff.

[96] Vgl. ebd., S. 24995 ff.

[97] Vgl. Bachmeier et al. 2007, S. 137 ff.

[98] Vgl. ebd., S. 137 ff.

Bei Untersuchungen der *U937-Zelllinien* konnten im Zusammenhang mit Curcumin vergleichbare Ereignisse beobachtet werden.[99]

Neben der Beeinflussung des NF-κB Transkriptionsfaktors kann bei Untersuchungen von Curcumin auch eine Hemmung des Aktivatorproteins *AP-1* beobachtet werden. Das Auftreten dieser Ereignisse führt in Kombination zu einer Verringerung der *MMP*-Produktion. Eine verstärkte *MMP*-Produktion wird mit aggressivem Tumorwachstum in Verbindung gebracht, wodurch sich auch die im späteren Verlauf dieser Arbeit thematisierte chemopräventive und chemotherapeutische Wirkung des Curcumins erklären lässt.[100, 101, 102, 103, 104]

9. Methodik

Für diese Arbeit wurde eine Literaturrecherche in der Datenbank *PubMed* unter Berücksichtigung des Suchkriteriums „cucumin" mit den Filtereinstellungen „Clinical Trial" und „Free full text" durchgeführt. Es wurde nach klinischen Studien gesucht, die den präventiven Effekt oder die Wirksamkeit von oral verabreichten Kurkumapräparaten im Zusammenhang mit einer spezifischen Krankheitserscheinung untersuchen.

10.   Ergebnisse

Bei der Durchsuchung der Datenbank *PubMed* mit den oben beschriebenen Einstellungen konnten insgesamt 47 Ergebnisse gefunden werden. Von diesen Studien wurden drei für die Durchführung einer genaueren Analyse ausgewählt, um einen kompakten Überblick über die unterschiedlichen Indikationsgebiete von *Curcuma longa*, beziehungsweise dessen Hauptwirkstoff Curcumin zu gewährleisten.

---

[99] Vgl. Aggarwal et al. 2006, S. 195 ff.

[100] Vgl. Bachmeier et al. 2007, S. 137 ff.

[101] Vgl. Kossakowska et al. 1996, S. 1401 ff.

[102] Vgl. Airola et al. 1999, S. 733 ff.

[103] Vgl. Murray et al. 1996, S. 461 ff.

[104] Vgl. Tetu et al. 1998, S. 979 ff.

10.1. Nakagawa et al.

In einer 2014 von Nakagawa et al.[105] veröffentlichten, randomisierten, doppelt verblindeten, placebo kontrollierten prospektiven Studie, wurde die Wirksamkeit von Theracurmin bei Probanden mit Knie-Osteoarthritis untersucht.

Theracurmin ist ein sprühgetrocknetes, feines Pulver, das sehr gut wasserdispergierbar ist und dessen Blutkonzentrations-Zeit-Kurve um das 27-fache höher ist als die von normalem Curcumin, woraus eine höhere Bioverfügbarkeit resultiert.

An der Studie nahmen insgesamt 50 Probanden teil, deren Diagnose das Vorliegen einer Osteoarthritis im Knie mit einem nach der *Kellgren-Lawrence-Skala* definierten Schweregrad von zwei oder drei ergab.

Die Probanden mussten älter als 40 Jahre alt sein und die Ausschlusskriterien umfassten der Studie vorangegangene Knieoperationen, die Verabreichung von Steroiden innerhalb von vier Wochen vor Studienbeginn und insbesondere eine Injektionstherapie mit Steroiden innerhalb von zwei Monaten vor Studienbeginn. Sofern Probanden während der Studie eine Behandlung mit nichtsteroidalen Antirheumatikan wünschten, konnte diesem Wunsch durch eine orale Verabreichung von zweimal täglich 100mg Celecoxib nachgekommen werden.

Die Studienteilnehmer wurden in zwei Gruppen zu je 25 Probanden aufgeteilt. Der Untersuchungszeitraum betrug acht Wochen.

Die der ersten Gruppe zugewiesenen Studienteilnehmer bekamen zweimal (jeweils drei Kapseln) täglich, was einer Gesamtmenge von 180 mg Theracurmin entsprach oral verabreicht. Der Anteil an Männern betrug in der Theracurmin-Gruppe 22,2 Prozent.

Den Probanden der zweiten Gruppe wurde einmal täglich ein dem Aussehen des Theracurmin entsprechendes Scheinpräparat oral verabreicht. Der Anteil an Männern betrug in der Placebo-Gruppe 21,7 Prozent.

Zur Evaluierung der Ergebnisse wurden vor und nach dem achtwöchigen Untersuchungszeitraum Bluttests durchgeführt. Zur Evaluierung des Symptomempfindens wurden zu Beginn, nach zwei Wochen, nach vier Wochen, nach sechs Wochen und nach acht Wochen Tests auf Basis dreier Mess- beziehungsweise Skalensystem durchgeführt. Diese Mess- beziehungsweise Skalensysteme bestanden aus dem *JKOM-Messverfahren*, dem in das *JKOM-Messverfahren* integrierten *VAS-Skala* und der *JOA-Skala*. In der Theracurmin- und Placebo-Gruppe beendeten jeweils 18 beziehungsweise 23 Probanden die Studie.

---

[105] Vgl. Nakagawa et al. 2014, S. 933 ff.

Nach der zu Studienzwecken durchgeführten therapeutischen Intervention konnte in der Theracurmin-Gruppe der Ausgangswert des *JKOM-Messverfahren* von 35.5 Punkten um durchschnittlich >15,00 Punkte reduziert werden. In der Placebogruppe reduzierte sich der Ausgangswert des *JKOM-Messverfahren* von 27,00 Punkten um durchschnittlich >10,00 Punkte.

Bezogen auf die *VAS-Skala* konnte, in der Theracurmin-Gruppe eine Reduktion des Ausgangswertes von 0,52 Punkten um durchschnittlich >0,38 Punkte beobachtet werden. In der Placebo-Gruppe konnte, bezogen auf die *VAS-Skala*, eine Reduktion des Ausgangswertes von 0,42 Punkten um durchschnittlich >0,20 Punkte beobachtet werden.

Aus den Ergebnissen dieser Studie lässt sich ein positiver Effekt von Theracurmin auf die Knie-Osteoarthritis des Schweregrades zwei und drei ableiten.

Des Weiteren wurden durch die Autoren keine mit dem Theracurmin in Verbindung stehenden Nebenwirkungen beschrieben und es konnte zudem ein gemindertes Verbrauchsverhalten bezüglich Celecoxib in der Theracurmin-Gruppe gegenüber der Placebo-Gruppe festgestellt werden.

10.2. Belcaro et al.

In einer 2014 von Belcaro et al.[106] veröffentlichten placebo- und tagebuchkontrollierten Studie wurde die Wirksamkeit von Meriva zur Linderung von durch Chemo- und Strahlentherapie induzierten Nebenwirkungen examiniert.

Bei Meriva handelt es sich um eine Verbindung von Curcumin und Phosphatidylcholin, einem auch in der Zellmembran enthaltenen Lecithin, das die Bioverfügbarkeit des Curcumins um das 29-fache erhöht.

Insgesamt wurden 160 Probanden für die Teilnahme an der Studie ausgewählt, von denen 158 Probanden die Studie beendeten.

Nur Patienten die aufgrund onkologischer Behandlungen an davon ausgelösten Nebenwirkungen litten und bei denen zusätzlich erhöhter oxidativer Stress im Zellplasma nachweisbar war, wurden in das Studienprogramm aufgenommen. Des Weiteren musste die letzte Operation vor Studienbeginn mindestens einen Monat zurückliegen. Die Nieren- und Leberfunktion musste durch das Vorliegen normaler Leber- und Nierenwerte gewährleistet sein. Die Probanden mussten darüber hinaus einen Wert von 70 Prozent oder höher auf der *Karnofskyskala* erzielen, um das Vorliegen einer gesunden körperlichen Verfassung zu gewährleisten.

---

[106] Vgl. Belcaro et al. 2014, S. 444 ff.

Die Evaluierung der durch die Studie generierten Daten wurde durch Patiententagebücher und eine *VAS-Skala*, bei denen die Probanden ihren Befindlichkeitszustand von null bis zehn angeben konnten gewährleistet. Veränderungen des oxidativen Stresslevels im Zellplasma wurden durch ein *Free Radical Analytical System (FRAS)* kontrolliert. Über einen Zeitraum von zwei Monaten wurden insgesamt vier Probandengruppen untersucht. Jeweils eine Meriva- und Placebogruppe für Probanden in Chemo- und Strahlentherapie.

Den sich in Chemotherapie befindenden Probanden in der Merivagruppe wurden dreimal täglich 500 mg Meriva nach dem Essen verabreicht. Das Durchschnittsalter in dieser aus 40 Probanden bestehenden Gruppe lag bei 53,4 Jahren.

Den Probanden der Placebogruppe wurde dreimal täglich ein dem Aussehen des Merivapräparats entsprechendes Scheinpräparat verabreicht. Das Durchschnittsalter in dieser zu Anfangs aus 40 Probanden bestehenden Gruppe, von denen 2 Probanden die Studie vorzeitig beendeten, lag bei 50,2 Jahren. In der Meriva- und der Placebogruppe konnten jeweils 50 Prozent der Probanden dem männlichen Geschlecht zugeordnet werden.

Den sich in Strahlentherapie befindenden Probanden in der Merivagruppe wurde ebenfalls dreimal täglich 500 mg Meriva nach dem Essen verabreicht. Das Durchschnittsalter in dieser aus 40 Probanden bestehenden Gruppe lag bei 55,8 Jahren. Den Probanden der Placebogruppe wurde dreimal täglich ein dem Aussehen des Merivapräparats entsprechendes Scheinpräparat verabreicht. Das Durchschnittsalter in dieser aus 40 Probanden bestehenden Gruppe lag bei 53,7 Jahren. In der Meriva- und der Placebogruppe waren jeweils 45 % beziehungsweise 52,5 % der Teilnehmer Männer.

Die mit der *VAS-Skala* erhobenen Daten thematisierten bei den Probanden in Chemotherapie folgende Gebiete: *Übelkeit und Erbrechen, Diarrhö und Obstipation, Müdigkeit, Gewichtsverlust, Gedächtnisbeeinträchtigungen.*

Bezogen auf diese Gebiete konnten in der Merivagruppe nach zwei Monaten folgende Veränderungen beobachtet werden.

In Bezug auf *Übelkeit und Erbrechen* konnte der *VAS*-Wert von durchschnittlich 6,6 auf 4,2 gesenkt werden. Der *VAS*-Wert für *Diarrhö und Obstipation* konnte von durchschnittlich 7,3 auf 3,6 gesenkt werden. Der die *Müdigkeit* evaluierende *VAS*-Wert konnte von durchschnittlich 8,2 auf 7,0 gesenkt werden. In Bezug auf den *Gewichtsverlust* konnte der *VAS*-Wert von durchschnittlich 7,7 auf 4,0 gesenkt werden. Die in Form des *VAS*-Werts angegebenen *Gedächtnisbeeinträchtigungen* konnten im Durchschnitt von 8,6 auf 5,4 gesenkt werden.

Bezogen auf diese Gebiete konnten in der Placebogruppe nach zwei Monaten folgende Veränderungen beobachtet werden.

In Bezug auf *Übelkeit und Erbrechen* erhöhte sich der *VAS*-Wert von durchschnittlich 6,9 auf 7,1. Der *VAS*-Wert für *Diarrhö und Obstipation* konnte von durchschnittlich 7,3 auf 6,7 gesenkt werden. Der die *Müdigkeit* evaluierende *VAS*-Wert konnte von durchschnittlich 8,4 auf 8,0 gesenkt werden. In Bezug auf den *Gewichtsverlust* konnte der *VAS*-Wert von durchschnittlich 7,9 auf 7,6 gesenkt werden. Die in Form des *VAS*-Werts angegebenen *Gedächtnisbeeinträchtigungen* konnten im Durchschnitt von 8,4 auf 6,0 gesenkt werden.

Die mit der *VAS-Skala* erhobenen Daten thematisierten bei den Probanden in Strahlentherapie zusätzlich zu den bereits beschriebenen Gebieten auch das Gebiet der *Lokalen Schmerzen und Schwellungen*.

Bezogen auf diese Gebiete konnten in der Merivagruppe nach zwei Monaten folgende Veränderungen beobachtet werden.

In Bezug auf *Übelkeit und Erbrechen* konnte der *VAS*-Wert von durchschnittlich 5,5 auf 2,0 gesenkt werden. Der *VAS*-Wert für *Diarrhö und Obstipation* konnte von durchschnittlich 5,1 auf 2,3 gesenkt werden. Der die *Müdigkeit* evaluierende *VAS*-Wert konnte von durchschnittlich 8,8 auf 3,3 gesenkt werden. In Bezug auf den *Gewichtsverlust* konnte der *VAS*-Wert von durchschnittlich 8,6 auf 6,3 gesenkt werden. Die in Form des *VAS*-Werts angegebenen *Gedächtnisbeeinträchtigungen* konnten im Durchschnitt von 7,3 auf 4,2 gesenkt werden. Der die *lokalen Schmerzen und Schwellungen* evaluierende *VAS*-Wert konnte von durchschnittlich 6,0 auf 2,7 gesenkt werden.

Bezogen auf diese Gebiete konnten in der Placebogruppe nach zwei Monaten folgende Veränderungen beobachtet werden.

In Bezug auf *Übelkeit und Erbrechen* erhöhte sich der *VAS*-Wert von durchschnittlich 4,4 auf 4,5. Der *VAS*-Wert für *Diarrhö und Obstipation* konnte von durchschnittlich 4,7 auf 4,6 gesenkt werden. Der die *Müdigkeit* evaluierende *VAS*-Wert erhöhte sich von durchschnittlich 8,3 auf 8,4. In Bezug auf den *Gewichtsverlust* konnte der *VAS*-Wert von durchschnittlich 8,8 auf 8,1 gesenkt werden. Die in Form des *VAS*-Werts angegebenen *Gedächtnisbeeinträchtigungen* erhöhten sich im Durchschnitt von 7,7 auf 7,9. Der die *Lokalen Schmerzen und Schwellungen* evaluierende *VAS*-Wert erhöhte sich von durchschnittlich 6,4 auf 6,9.

Aufgrund solider präklinischer Untersuchungen und den durch das *FRAS* während der Studie erhobenen Daten können folgende Entwicklungen direkt auf die antiinflammatorische und antioxidative Wirkung von Curcumin zurückgeführt werden:

Reduktion des Infektrisikos, Reduktion des Auftretens von Unterernährung, Reduktion der Magendarmtoxizität, Reduktion der Herzkreislauftoxizität sowie Nephro- und Urotoxizität.

Somit kann durch diese Studie eine Linderung von durch Chemo- und Strahlentherapie induzierten Nebenwirkungen durch den Einsatz des in seiner Bioverfügbarkeit verbesserten Curcuminprodukts Meriva nachgewiesen werden.

10.3. Chuengsamarn et al.

In einer 2012 von Chuengsamarn et al.[107] veröffentlichten, randomisierten, doppelt verblindeten, placebo kontrollierten Studie sollte in Erfahrung gebracht werden, ob Curcumin die Entwicklung von Diabetes melitus Typ 2 bei Probanden, deren körperliche Konstitution sie für eine baldige Manifestation dieser Erkrankung prädestiniert, verhindern beziehungsweise hinauszögern kann.

Insgesamt wurden die Entwicklungen von 240 Probanden, von denen 237 Probanden die Studie beendeten, über einen Zeitraum von neun Monaten untersucht. Das Vorliegen eines prädiabetischen Stadiums wurde anhand der *ADA-Richtlinien* überprüft. Probanden, bei denen sich bereits eine Diabeteserkrankung manifestiert hatte, wurden exkludiert. Die Probanden mussten darüber hinaus 35 Jahre oder älter sein. Des Weiteren durften die Probanden während der Studie neben dem Curcumin keine anderen Medikamente einnehmen. Eine Evaluierung der Daten wurde alle drei Monate, sowie zu Beginn und zum Ende der Studie, durchgeführt.

Es wurden unter anderem folgende die β-Zellen-Funktion beeinflussende Parameter im Blutbild als relevant erachtet und dementsprechend untersucht: *HOMA- β-Wert, C-Peptid-Wert, Proinsulin-Wert, Insulin-Wert, Adiponectin-Wert* und *HOMA-IR-Wert*.

Der eigentlichen Studie ging eine Vorbereitungsphase voraus, in der die Probanden ein vorgegebenes sportliches Pensum zu erfüllen hatten. Im Rahmen dieser Vorbereitungsphase mussten die Probanden darüber hinaus an einem 20 bis 30 Minuten dauernden Vortrag teilnehmen, der die Relevanz eines gesunden Lebensstils im Sinne eines ordungstherapeutischen Konzepts thematisierte.

Die Probanden wurden nach einem Zufallsprinzip in zwei Gruppen aufgeteilt. Es wurden mindestens 117 Probanden pro Gruppe untersucht.

Die Probanden der Curcumin-Gruppe bekamen zweimal täglich drei Kapseln, die jeweils 250 mg Curcuminoide enthielten, oral verabreicht. Die Probanden dieser Gruppe waren im Durchschnitt 56,95 Jahre alt.

In der Placebo-Gruppe wurden den Probanden zweimal täglich drei dem Aussehen der Curcuminkapseln entsprechende Scheinpräparate oral verabreicht. Die Probanden der Placebo-Gruppe waren im Durchschnitt 57,93 Jahre alt. Der prozentuale Anteil maskuliner Probanden lag in der Curcumin- und der Placebo-Gruppe jeweils bei 35,1 % und 38,6 %.

---

[107] Vgl. Chuengsamarn et al. 2012, S. 2121 ff.

Zu Studienbeginn konnten in der Curcumingruppe folgende Werte für die relevanten Blutparameter erfasst werden: *HOMA-β* bei 49,11; *C-Peptid* bei 2,1; *Proinsulin* bei 15,31; *Insulin* bei 110,25; *Adiponectin* bei 18,18 und *HOMA-IR* bei 4,03.

Nach neun Monaten der zu Studienzwecken durchgeführten therapeutischen Intervention hatten sich die relevanten Blutwerte in der Curcumingruppe wie folgt verändert: Erhöhung des *HOMA- β-Werts* auf 61,58; Verringerung des *C-Peptid-Werts* auf 1,7; Verringerung des *Proinsulin-Werts* auf 13,57; Verringerung des *Insulin-Werts* auf 107,62; Erhöhung des *Adiponectin-Werts* auf 22,46 und Verringerung des *HOMA-IR-Werts* auf 3,22.

In der Placebogruppe konnten zu Studienbeginn folgende Werte für die relevanten Blutparametern erfasst werden: *HOMA-β* bei 51,08; *C-Peptid* bei 2,14; *Proinsulin* bei 16,80; *Insulin* bei 109,71; *Adiponectin* bei 18,68 und *HOMA-IR* bei 3,85.

Nach neun Monaten der zu Studienzwecken durchgeführten therapeutischen Intervention hatten sich die relevanten Blutwerte in der Placebogruppe wie folgt verändert: Verringerung des *HOMA- β-Werts* auf 48,72; Erhöhung des *C-Peptid-Werts* auf 2,17; Keine Veränderung des *Proinsulin-Werts*; Verringerung des *Insulin-Werts* auf 109,68; Verringerung des *Adiponectin-Werts* auf 18,45 und Erhöhung des *HOMA-IR-Werts* auf 4,08.

Bei einem *Follow-up* 12 Monate nach Studienbeginn konnte bei 16,4 Prozent der Probanden in der Placebogruppe Diabetes melitus Typ 2 diagnostiziert werden. In der Curcumingruppe konnte 12 Monate nach Studienbeginn bei keinem der Probanden Diabetes melitus Typ 2 festgestellt werden.

Somit kann auf Basis der durch diese Studie generierten Daten von einer präventiven Wirkung des Curcumins im Zusammenhang mit Diabetes melitus Typ 2 gesprochen werden.

11.   Vergleich der traditionellen Volksmedizin mit der modernen Medizin

Vergleicht man den Gebrauch von *Curcuma longa* in diesen zwei unterschiedlichen Systemen, so muss zuerst die Verarbeitung des Rohmaterials erwähnt werden. Wie zu Anfang dieser Arbeit beschrieben, bestehen bezogen auf diesen Prozess erhebliche Diskrepanzen zwischen der traditionellen Volksmedizin und der modernen Medizin. Während sich im Falle der Volksmedizin bei diesem Prozess religiöse Aspekte (die Verehrung der Kuh als Heiligstes aller Geschöpfe[108]) mit einer gewünschten

---

[108] Vgl. Jaeggi 2009, S. 1 ff.

Verbesserung von Haltbarkeit und Aussehen vermischen, ist bei den Verarbeitungsprozessen in der modernen Medizin nur die Optimierung von Lagerungseigenschaften von Bedeutung.[109]

Auch bei den Darreichungsformen unterscheiden sich die beiden Systeme voneinander. Wurden in der traditionellen Volksmedizin noch Kurkumapaste und Kurkumapulver verwendet, so macht die moderne Medizin vermehrt von Curcuminpräparaten Gebrauch, deren Bioverfügbarkeit durch die Zugabe von Lecithinen wie Phosphatidylcholin erhöht wird.[110, 111, 112]

Analysiert man die Anwendungsgebiete in der traditionellen Volksmedizin und der modernen Medizin, so lassen sich gewisse Parallelen erkennen.

Die Volksmedizin geht von einer allgemein stärkenden Wirkung des Kurkumas aus, was die Pflanze für die Behandlung von Erschöpfungszuständen prädestiniert. Diese Erschöpfungszustände können als eine zu hohe Konzentration von freien Radikalen im Organismus interpretiert werden. Freie Radikale führen wiederum zu einem vermehrten Aufkommen von oxidativen Prozessen im Körper. Untersuchungen zur antioxidativen Wirkung von Curcumin bestätigen, dass dieser Stoff den Organismus vor oxidativen Einflüssen und freien Radikalen schützen kann.[113, 114, 115]

Des Weiteren wurde Kurkuma in der traditionellen Volksmedizin, wie oben beschrieben, auch zur Behandlung von Dysenterie und Arthritis eingesetzt. Bei beiden Krankheitserscheinungen steht aus medizinischer Sicht die Beseitigung entzündlicher Prozesse im Vordergrund. Somit kann man davon ausgehen, dass die Heiler der Volksmedizin von der antiinflammatorischen Wirkung des Kurkumas Kenntnis hatten. Diese antiphlogistische Wirkung konnte durch Studien der modernen Medizin bestätigt werden.[116, 117, 118]

Bezogen auf die Behandlung von Krebserkrankungen wird aus den Quellen nicht ersichtlich, inwieweit Parallelen zwischen der traditionellen Volksmedizin und der modernen Medizin bestehen. Dies ist mitunter durch die teilweise diffuse Symptomatik der

---

[109] Vgl. Prasad & Aggarwal 2011, S. 263 ff.

[110] Vgl. Neumeyer 2014

[111] Vgl. Pandeya 2005

[112] Vgl. Thakur et al. 1989, S. 24 ff.

[113] Vgl. Neumeyer 2015

[114] Vgl. Sreejayan & Rao 1994, S. 1013 ff.

[115] Vgl. Prasad & Aggarwal 2011, S. 263 ff.

[116] Vgl. Srimal & Dhawan 1973, S. 447 ff.

[117] Vgl. Nonnenmacher 2014

[118] Vgl. Zaun & Wittenberg 2005

verschiedenen Krebserkrankungen zu begründen. Da Kurkuma von der Volksmedizin jedoch bei einer Vielzahl von Beschwerdebildern eingesetzt wurde, besteht die Möglichkeit, dass die Lebensqualität von Patienten mit Krebserkrankungen unbewusst durch eine adjuvante Therapie mit Kurkuma verbessert wurde.[119, 120, 121, 122, 123]

Insgesamt lässt sich also festhalten, dass sich die Indikationsgebiete der traditionellen Volksmedizin und der modernen Medizin weitestgehend decken. Bei der modernen Medizin wurde lediglich eine differenziertere Betrachtung des Prozessgeschehens auf wissenschaftlicher Ebene vorgenommen.

12. Fazit/Ausblick

Curcuma longa ist eine Pflanze mit historischem Hintergrund und einer langen Tradition. Beobachtet man die Entwicklungen der unterschiedlichen Verwendungen, so fällt auf dass die heutige medizinische Relevanz ihren Wurzeln treu geblieben ist. Die Verwendung wurde über die Jahre differenzierter, die Darreichungsformen haben sich verändert und es konnten auch neue Indikationsgebiete erschlossen werden. Die traditionelle Verwendung in der Volksmedizin bildet hierbei eine Basis, deren Grundannahmen wissenschaftlich nachvollziehbar sind.

In Zukunft könnte in Anbetracht der zunehmenden Fettleibigkeit im Jugendalter gerade die Wirkung von Kurkuma im Zusammenhang mit Diabetes Typ 2 von Bedeutung sein.[124, 125]

---

[119] Vgl. Prasad & Aggarwal 2011, S. 263 ff.

[120] Vgl. Tilak et al. 2004, S. 798 ff.

[121] Vgl. Thakur et al. 1989, S. 24 ff.

[122] Vgl. Belcaro et al. 2014, S. 444 ff.

[123] Vgl. Bertram & Peters o.J.

[124] Vgl. Uphoff 2016

[125] Vgl. Chuengsamarn et al. 2012, S. 2121 ff.

13.   Literaturverzeichnis

Abe, Y., Hashimoto, S. und Horie, T. (1999) Curcumin inhibition of inflammatory cytokine production by human peripheral blood monocytes and alveolar macrophages.Pharmacol. Res. 39, S. 41 -47.

Aggarwal, S., Ichikawa, H., Takada, Y., Sandur, S. K., Shishodia, S. und Aggarwal, B. B. (2006) Curcumin (diferuloylmethane) down-regulates expression of cell proliferation and antiapoptotic and metastatic gene products through suppression of IkappaBalpha kinase and Akt activation. Mol. Pharmacol. 69, S. 195-206.

Aggarwal, B. B., Sundaram, C., Malani, N. und Ichikawa, H. (2007) Curcumin: The Indian solid gold. Adv. Exp. Med. Biol. 595, S. 1-75.

Airola, K., Karonen, T., Vaalamo, M., Lehti, K., Lohi, J., Kariniemi, A. L., Keski-Oja, J. und Saarialho-Kere, U. K. (1999) Expression of collagenases-1 and-3 and their inhibitors TIMP-1 and-3 correlates with the level of invasion in malignant melanomas. Br. J. Cancer 80, S. 733-743.

Amit, S. und Ben-Neriah, Y. (2003) NF-kappaB activation in cancer: A challenge for ubiquitination- and proteasomebased therapeutic approach. Semin Cancer Biol. 13, S. 15-28.

Ammon, H. und Wahl, M. A. (1991) Pharmacology of Curcuma longa. Planta Med. 57, S. 1-7.

Arbiser, J., Klauber, N., Rohan, R., van Leeuwen, R.,Huang, M. T., Fisher, C., Flynn, E. und Byers, H. R. (1998) Curcumin is an in vivo inhibitor of angiogenesis. Mol. Med. 4, S. 376-383.

Azuine,M. und Bhide, S. V. (1992) Chemopreventive effect of turmeric against stomach and skin tumors induced by chemical carcinogens in Swiss mice. Nutr. Cancer 17, S. 77-83.

Bachmeier, B., Nerlich, A. G., Iancu, C. M., Cilli, M., Schleicher, E., Vene, R., DellEva, R., Jochum, M., Albini, A. und Pfeffer, U. (2007) The chemopreventive polyphenol Curcumin prevents hematogenous breast cancer metastases in immunodeficient mice. Cell Physiol. Biochem. 19, S. 137-152.

Baeuerle, P. und Henkel, T. (1994) Function and activation of NF-kappa B in the immune system. Annu. Rev. Immunol. 12, S. 141-179.

Barnes, P. und Karin, M. (1997) Nuclear factor-kappaB – A pivotal transcription factor in chronic inflammatory diseases. N. Engl. J. Med. 336, S. 1066-1071.

Bava, S. V., Puliappadamba, V. T., Deepti, A., Nair, A., Karunagaran,D. und Anto, R. J. (2005) Sensitization of taxolinduced apoptosis by curcumin involves down-regulation of nuclear factor-kappaB and the serine/threonine kinase Akt and is independent of tubulin polymerization. J. Biol. Chem. 280, S. 6301–6308.

Belcaro G., Hosoi M., Pellegrini L., Appendino G., Ippolito E., Ricci A., Ledda A., Dugall M., Cesarone M.R., Maione C., Ciammaichella G., Genovesi D. und Togni S. (2014) A controlled study of a lecithinized delivery system of curcumin (Meriva®) to alleviate the adverse effects of cancer treatment. Phytother Res. 5014, S. 444-450.

Bertram, S. und Peters, F. (o.J.) Symptome - Krebs Anzeichen und Symptome. URL http://www.heilpraxisnet.de/symptome/krebs-anzeichen-und-symptome.html (abgerufen am 09.03.2016)

Bhandarkar, S. S. und Arbiser, J. L. (2007) Curcumin as an inhibitor of angiogenesis. Adv. Exp.Med. Biol. 595, S. 185-195.

Bharti, A., Donato, N., Singh, S. und Aggarwal, B. B. (2003) Curcumin (diferuloylmethane) down-regulates the constitutive activation of nuclear factor-kappa B and IkappaBalpha kinase in human multiple myeloma cells, leading to suppression of proliferation and induction of apoptosis. Blood 101, S. 1053-1062.

Brouet, I. und Ohshima, H. (1994) Curcumin, an anti-tumour promoter and anti-inflammatory agent, inhibits induction of nitric oxide synthase in activated macrophages. Biochem. Biophys. Res. Commun. 206, S. 533-540.

Brunoni, A. R., Lopes M. und Fregni, F. (2008) A systematic review and meta-analysis of clinical studies on major depression and BDNF levels: implications for the role of neuroplasticity in depression. Int. J. Neuropsychopharmacol. 8(11), S. 1169-1180.

Chempakam, B. und Parthasarathy, V. A. (2008) Tumeric. In: Parthasaraty, V. A., Chempakam, B. und Zachariah T.J. (Hrsg.) Chemistry of Spices. 1. Aufl. Oxford. Cabi.

Chendil, D., Ranga, R. S., Meigooni,D., Sathishkumar, S. und Ahmed, M. M. (2004) Curcumin confers radiosensitizing effect in prostate cancer cell line PC-3. Oncogene 23, S. 1599-1607.

Chirnomas, D., Taniguchi, T., de la Vega, M., Vaidya, A. P., Vasserman, M., Hartman, A. R., Kennedy, R., Foster, R., Mahoney, J., Seiden, M. V. und Dandrea, A. D. (2006) Chemosensitization to cisplatin by inhibitors of the Fanconi anemia/BRCA pathway. Mol. Cancer Ther. 5, S. 952-961.

Chuengsamarn, S., Rattanamongkolgul, S., Luechapudiporn, R., Phisalaphong, C. und Jirawatnotai, S. (2012) Curcumin extract for prevention of type 2 diabetes. Diabetes Care. 11, S. 2121-2127.

Deshpande, S., Ingle, A. D. und Maru, G. B. (1997) Inhibitory effects of curcumin-free aqueous turmeric extract on benzo[a]pyrene-induced forestomach papillomas in mice. Cancer Lett. 118, S. 79-85.

Duvoix, A., Blasius, R., Delhalle, S., Schnekenburger, M., Morceau, F., Henry, E., Dicato, M. und Diederich, M. (2005) Chemopreventive and therapeutic effect of curcumin. Cancer Lett. 223, S. 181-190.

Folkman, J. und Shing, Y. (1992) Angiogenesis. J. Biol. Chem. 267, S. 10931-10934.

Garg, A., Buchholz, T. A. und Aggarwal, B. B. (2005) Chemosensitization and radiosensitization of tumors by plant polyphenols. Antioxid. Redox Signal. 7, S. 1630-1647.

Gururaj, A., Belakavadi, M., Venkatesh, D. A., Marme, D. und Salimath, B. P. (2002) Molecular mechanisms of antiangiogenic effect of curcumin. Biochem. Biophys. Res. Commun. 297, S. 934-942.

Harbottle, A., Daly, A. K., Atherton, K. und Campbell, F. C. (2001) Role of glutathione S-transferase P1, P-glycoprotein and multidrug resistance-associated protein 1 in acquired doxorubicin resistance. Int. J. Cancer 92, S. 777-783.

Hardie, G. D. und Carling, D. (1997) The AMP-activated protein kinase - Fuel gauge of the mammalian cell. European Journal of Biochemistry 246, S. 259-273.

Hour, T., Chen, J.,Huang, C. Y., Guan, J. Y., Lu, S. H. and Pu, Y. S. (2002) Curcumin enhances cytotoxicity of chemotherapeutic agents in prostate cancer cells by inducing p21(WAF1/CIP1) and C/EBPbeta expressions and suppressing NFkappaB activation. Prostate 51, S. 211-218.

Hsieh, M. Y., Ponsford, J., Wong, D. und McKay, A. (2012) Exploring variables associated with change in cognitive behaviour therapy (CBT) for anxiety following traumatic brain injury. Disability and Rehabilitation 34(5), S. 408-415.

Huang, M., Smart, R. C., Wong, C. Q. und Conney, A. H. (1988) Inhibitory effect of curcumin, chlorogenic acid, caffeic acid, and ferulic acid on tumor promotion inmouse skin by 12-O-tetradecanoylphorbol-13-acetate. Cancer Res. 48, S. 5941-5946.

Huang, T., Lee, S. C. und Lin, J. K. (1991) Suppression of c-Jun/AP-1 activation by an inhibitor of tumor promotion in mouse fibroblast cells. Proc. Natl. Acad. Sci. USA 88, S. 5292-5296.

Huang, M., Lysz, T., Ferraro, T., Abidi, T. F., Laskin, J. D. und Conney, A. H. (1991) Inhibitory effects of curcumin on in vitro lipoxygenase and cyclooxygenase activities in mouse epidermis. Cancer Res. 51, S. 813-819.

Huang, M., Lou, Y. R., Ma, W., Newmark, H. L., Reuhl, K. R. und Conney, A. H. (1994) Inhibitory effects of dietary curcumin on forestomach, duodenal, and colon carcinogenesis in mice. Cancer Res. 54, S. 5841-5847.

Huanga, Z. X., Lia, Z., Fenga, C., Pana, A. und Mao, Q. (2011) Curcumin reverses corticosterone-induced depressive-like behavior and decrease in brain BDNF levels in rats. Neuroscience Letters 493(3), S. 145-148.

Ikezaki, S., Nishikawa, A., Furukawa, F., Kudo, K., Nakamura, H., Tamura, K. und Mori, H. (2001) Chemopreventive effects of curcumin on glandular stomach carcinogenesis induced by N-methyl-N-nitro-N-nitrosoguanidine and sodium chloride in rats. Anticancer Res. 21, S. 3407-3411.

Inano, H., Makoto, O., Inafuku, N., Kubota, M., Kamada, Y., Osawa, T., Kobayashi, H. und Wakabayashi, K. (1999) Chemoprevention by curcumin during the promotion stage of tumorigenesis of mammary gland in rats irradiated with grays. Carcinogenesis 20, S. 1011-1018.

Inano, H., Makoto, O., Inafuku, N., Kubota, M., Kamada, Y., Osawa, T., Kobayashi, H. und Wakabayashi, K. (2000) Potent preventive action of curcumin on radiation-induced initiation of mammary tumorigenesis in rats. Carcinogenesis 21, S. 1835-1841.

Jaeggi, P. (2009) Die heilige Kuh - Eine kleine indische Kulturgeschichte. 1. Aufl. Freiburg. Paulusverlag.

Jagetia, G. C. (2007) Radioprotection and radiosensitization by curcumin. Adv. Exp. Med. Biol. 595, S. 301-320.

Jefremov, V., Zilmer, M., Zilmer, K., Bogdanovic, N. und Karelson, E. (2007) Antioxidative effects of plant polyphenols: From protection of G protein signaling to prevention of age-related pathologies. Ann. N.Y. Acad. Sci. 1095, S. 449-457.

Jobin, C., Bradham, C. A., Russo, M. P., Juma, B., Narula, A. S., Brenner, D. A. und Sartor, R. B. (1999) Curcumin blocks cytokine-mediated NF-kappa B activation and proinflammatory gene expression by inhibiting inhibitory factor Ikappa B kinase activity. J. Immunol. 163, S. 3474-3483.

Kleine-Vogelpoth, N. (2016) Kurkuma - Dieses Gewürz hilft beim Abnehmen (und es schmeckt auch noch gut!). URL http://www.elle.de/kurkuma-hilft-beim-abnehmen-und-schmeckt-auch-noch-gut-274308.html (abgerufen am 09.03.2016)

Kossakowska, A., Huchcroft, S. A., Urbanski, S. J. und Edwards,D. R. (1996) Comparative analysis of the expression patterns of metalloproteinases and their inhibitors in breast neoplasia, sporadic colorectal neoplasia, pulmonary carcinomas and malignant non-Hodgkins lymphomas in humans. Br. J. Cancer 73, S. 1401-1408.

Köhler, F. E. (1887) Köhler's Medizinal-Pflanzen in naturgetreuen Abbildungen mit kurz erläuterndem Texte: Atlas zur Pharmacopoea germanica. 1. Aufl. Gera. Gera-Untermhaus.

Könneker, C. (1999) Lexikon der Biologie – Paracetamol. URL http://www.spektrum.de/lexikon/biologie/paracetamol/49311 (abgerufen am 09.03.2016)

Li, S., Yuan, W., Deng, G., Wang, P., Yang, P. und Aggarwal, B. B. (2011) Chemical composition and product quality control of turmeric (Curcuma longa L.). Pharmaceutical Crops 11(2), S. 28-54.

Lin, J. und Shih, C. A. (1994) Inhibitory effect of curcumin on xanthine dehydrogenase/oxidase induced by phorbol-12-myristate-13-acetate in NIH3T3 cells. Carcinogenesis 15, S. 1717-1721.

Lin, L. I., Ke, Y. F., Ko, Y. C. und Lin, J. K. (1998) Curcumin inhibits SK-Hep-1 hepatocellular carcinoma cell invasion in vitro and suppresses matrix metalloproteinase-9 secretion. Oncology 55, S. 349-353.

Maheshwari, R., Singh, A. K., Gaddipati, J. und Srimal, R. C. (2006) Multiple biological activities of curcumin: A short review. Life Sci. 78, S. 2081-2087.

Menon, L. G., Kuttan, R. und Kuttan, G. (1999) Antimetastatic activity of curcumin and catechin. Cancer Lett. 141, S. 159-165.

Messner, D. J., Sivam, G. und Kowdley, K. V. (2008) Curcumin reduces the toxic effects of iron loading in rat liver epithelial cells. Liver International 29(1), S. 63-72.

Mohan, R., Sivak, J., Ashton, P., Russo, L. A., Pham, B. Q., Kasahara, N., Raizman, M. B. und Fini, M. E. (2000) Curcuminoids inhibit the angiogenic response stimulated by fibroblast growth factor-2, including expression of matrix metalloproteinase gelatinase B. J. Biol. Chem. 275, S. 10405-10412.

Murray, G., Duncan, M. E., ONeil, P., Melvin, W. T. und Fothergill, J. E. (1996) Matrix metalloproteinase-1 is associated with poor prognosis in colorectal cancer. Nat. Med. 2, S. 461-462.

Nakagawa, Y., Mukai, S., Yamada, S., Matsuoka, M., Tarumi, E., Hashimoto, T., Tamura, C., Imaizumi, A., Nishihira, J. und Nakamura T. (2014) Short-term effects of highly-bioavailable curcumin for treating knee osteoarthritis: a randomized, double-blind, placebo-controlled prospective study. J Orthop Sci. 19(6), S. 933-939.

Neosmart Consulting AG (2016) Neun Lebensmittel zum Abnehmen. URL http://www.zentrum-der-gesundheit.de/lebensmittel-zum-abnehmen-ia.html (abgerufen am 09.03.2016)

Neumeyer, T. (2014) Meriva-500 Curcumin mit sehr hoher Bioverfügbarkeit. URL https://www.thorne-europe.com/DE/Produkte/Meriva-500/p/848 (abgerufen am 09.03.2016)

Neumeyer, T. (2015) Freie Radikale - zwischen Oxidation und Antioxidation. URL https://www.centrosan.com/Wissen/Funktion-und-Nutzen-von-Mikro-Naehrstoffen/Detailansicht_Objekte_Mikronaehrstoffe.php?we_objectID=201 (abgerufen am 09.03.2016)

Nonnenmacher, A. (2014) Dysenterie. URL http://symptomat.de/Dysenterie (abgerufen am 09.03.2016)

Pandeya, N. (2005) Old wive' tales: Modern miracles. URL http://www.tfljournal.org/article.php/20051201122521970 (abgerufen am 09.03.2016)

Prasad, S. und Aggarwal, B. B. (2011) Tumeric, the Golden Spice: From Traditional Medicine to Modern Medicine. In: Benzie, I. F. F. und Wachtel-Galor, S. (Hrsg.) Herbal Medicine: Biomolecular and Clinical Aspects. 2. Aufl. Boca Raton. CRC Press.

Rao, C., Simi, B. und Reddy, B. S. (1993) Inhibition by dietary curcumin of azoxymethane-induced ornithine decarboxylase, tyrosine protein kinase, arachidonic acid metabolism and aberrant crypt foci formation in the rat colon. Carcinogenesis 14, S. 2219-2225.

Ravindran, P. N., Nirmal Babu, K. und Sivaraman K. (2007) Turmeric: The genus Curcuma. 1. Aufl. Boca Raton. CRC Press.

Reddy, A. C. und Lokesh, B. R. (1992) Studies on spice principles as antioxidants in the inhibition of lipid peroxidation of rat liver microsomes. Mol. Cell. Biochem. 111, S. 117-124.

Reddy, A. C. und Lokesh, B. R. (1994) Studies on anti-inflammatory activity of spice principles and dietary n-3 polyunsaturated fatty acids on carrageenan-induced inflammation in rats. Ann. Nutr. Metab. 38, S. 349-358.

Sharma, S., Zhuang, Y., Ying, Z., Wu, A. und Gomez-Pinilla F. (2009) Dietary curcumin supplementation counteracts reduction in levels of molecules involved in energy homeostasis after brain trauma. Neuroscience. 161(4), S. 1037-44.

Shishodia, S., Sethi,G. und Aggarwal, B. B. (2005) Curcumin: Getting back to the roots. Ann. N. Y. Acad. Sci. 1056, S. 206-217.

Siebenlist, U., Franzoso, G. und Brown, K. (1994) Structure, regulation and function of NF-kappa B. Annu. Rev. Cell Biol. 10, S. 405-455.

Sindhwani, P., Hampton, J. A., Baig, M. M., Keck, R. und Selman, S. H. (2001) Curcumin prevents intravesical tumor implantation of the MBT-2 tumor cell line in C3H mice. J. Urol. 166, S. 1498-1501.

Singh, S. und Aggarwal, B. B. (1995) Activation of transcription factor NF-kB is suppressed by curcumin (diferulolylmethane). J. Biol. Chem. 270, S. 24995-25000.

Singh, S., Hu, X., Srivastava, S. K., Singh, M., Xia, H., Orchard, J. L. und Zaren, H. A. (1998) Mechanism of inhibition of benzo[a]pyrene-induced forestomach cancer in mice by dietary curcumin. Carcinogenesis 19, S. 1357-1360.

Sreejayan, M. N. und Rao, M. N. A. (1994) Curcuminoids as potent inhibitors of lipid peroxidation. J. Pharm. Pharmacol. 46, S. 1013-1016.

Sreejayan, M. N. und Rao, M. N. A. (1997) Nitric oxide scavenging by curcuminoids. J. Pharm. Pharmacol. 49, S. 105-107.

Srimal, R. und Dhawan, B. N. (1973) Pharmacology of diferuloylmethane (curcumin), a non-steroidal anti-inflammatory agent. J. Pharm. Pharmacol. 25, S. 447-452.

Stetler-Stevenson,W. G. (1999) Matrix metalloproteinases in angiogenesis: A moving target for therapeutic intervention. J. Clin. Invest. 103, S. 1237-1241.

Tetu, B., Brisson, J., Lapointe, H. und Bernard, P. (1998) Prognostic significance of stromelysin 3, gelatinase A, and urokinase expression in breast cancer. Hum. Pathol. 29, S. 979-985.

Thakur,R., Puri, H. S. und Husain, A. (1989) Major medicinal plants of India, Central Institute of Medicinal and Aromatic Plants. 1. Aufl. Indien. Lucknow.

Thaloor, D., Singh, A. K., Sidhu, G. S., Prasad, P. V., Kleinman, H. K. und Maheshwari, R. K. (1998) Inhibition of angiogenic differentiation of human umbilical vein endothelial cells by curcumin. Cell Growth Differ. 9, S. 305-312.

Thapa, B. R. und Walia, A. (2007) Liver function tests and their interpretation. Indian J Pediatr 74(7), S 663-671.

Tilak, J., Banerjee,M., Mohan, H. and Devasagayam, T. P. A. (2004) Antioxidant availability of turmeric in relation to its medicinal and culinary uses. Phytother. Res. 18, S. 798–804.

Uphoff, H. (2016) Diabetes und Übergewicht bei Kindern CJD Berchtesgaden bietet Hilfe und Anleitung zum Abnehmen. URL http://www.diabsite.de/aktuelles/nachrichten/2016/160218b.html (abgerufen am 09.03.2016)

Ushida, J., Sugie, S., Kawabata, K., Pham, Q. V., Tanaka, T., Fujii, K., Takeuchi, H., Ito, Y. und Mori, H. (2000) Chemopreventive effect of curcumin on N-nitrosomethylbenzylamine-induced esophageal carcinogenesis in rats. Jpn J. Cancer Res. 91, S. 893-898.

Venkatesan, N. und Chandrakasan, G. (1995) Modulation of cyclophosphamide-induced early lung injury by curcumin, and inflammatory antioxidant. Mol. Cell. Biochem. 142, S. 79-87.

Verma, S. P.,Goldin, B. R. und Lin, P. S. (1998) The inhibition of the estrogenic effects of pesticides and environmental chemicals by curcumin and isoflavonoids. Environ. Health Perspect 106, S. 807-812.

Yousefm M. I., El-Demerdash, F. M. und Radwan, F. M. E. (2008) Sodium arseniteinduced biochemical perturbations in rats: Ameliorating effect of curcumin. Food Chem Toxicol 46(11), S. 3506-3511.

Yousef, M. I., Omar, S. A. M., El-Guendi, M. I. und Abdelmegid, L. A. (2010) Potential protective effects of quercetin and curcumin on paracetamolinduced paracetamolinduced histological changes, oxidative stress, impaired liver and kidney functions and haematotoxicity in rat. Food and Chemical Toxicol 48(11), S. 3246-3261.

Zaun, S. & Wittenberg, V. (2005) Was ist eine Arthritis?. URL https://www.tk.de/tk/krankheiten-a-z/krankheiten-g/gelenkentzuendung/27976 (abgerufen am 09.03.16)

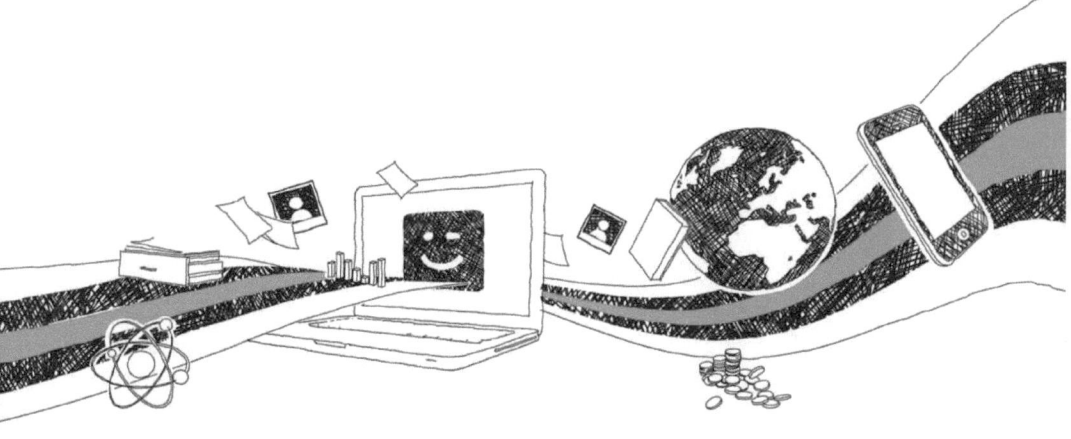
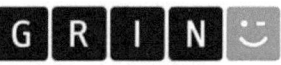